9 788168 686199

Printed at Repro India Ltd.

PURACOACH
TRANSFORM YOUR HEALTH

تحدي الرشاقة والتوازن مع الكوتش نزهة

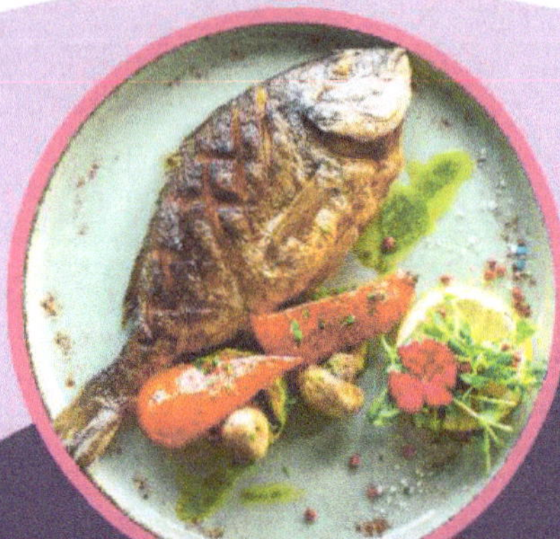

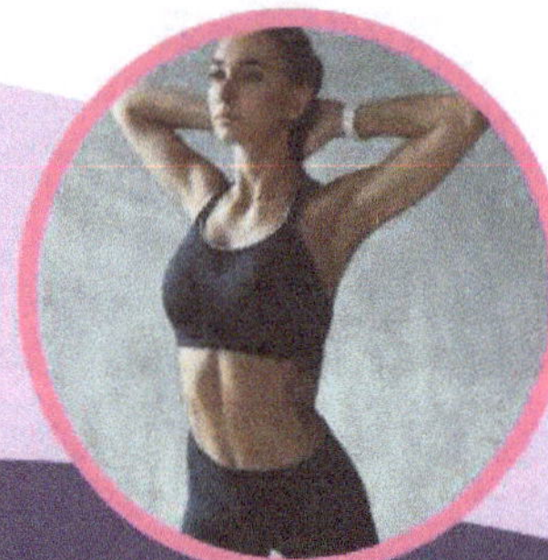

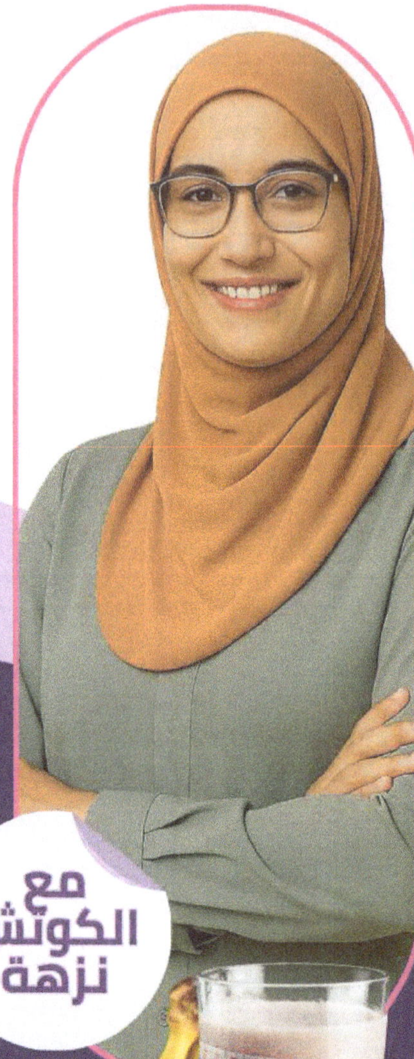

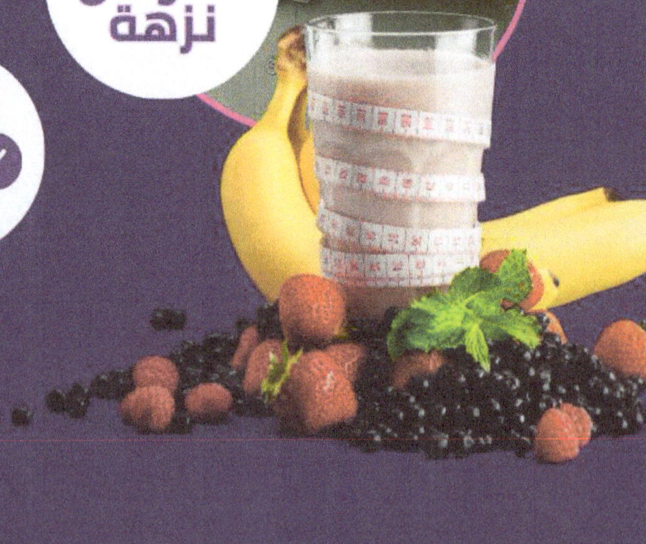

مع الكوتش نزهة

صحتك، حياتك - خطط تغذية مخصصة من أجل رشاقة و صحة مثالية!

خدماتنا

- خطط وجبات مخصصة
- التقييمات الغذائية
- برامج إدارة الوزن

للتواصل

قم بزيارة موقعنا
www.puracoach.com

رقم الواتساب
+212-762-168-470

أثر
للنشر والتوزيع

كتاب: تحدي الرشاقة والتوازن مع الكوتش نزهة

الكاتب: الكوتش نزهة المصدق

غلاف: رحمة رضا

إخراج فني: مريم محمد سيد

إيداع:

ترقيم دولي: 978-8-1686-8619-9

مدير الدار : بسمة سمير عبد الحكيم

العنوان : جسر السويس – القاهرة

رقم الواتساب ٠١٠٢٦٤٢٢٠٤٦

الايميل: atharpublishers@gmail.com

الفهرس

تقديم

مرحباً بكِ في تحدي 30 يوم مع الكوتش نزهة

أنتِ الآن على بداية رحلة جديدة، رحلة حب الذات، والتوازن، وخسارة الوزن بشكل صحي وطبيعي.
في هذا التحدي، لن تكوني وحدكِ... فأنا هنا لأرافقك خطوة بخطوة، ومعي فريق محترف يتابعك ويشجعك.
هذا البرنامج مصمم خصيصاً لكِ، كامرأة، تراعي خصوصية جسدك، هرموناتك، وظروفك اليومية.

الصيام المتقطع ليس حرماناً، بل ذكاء في اختيار الوقت والأكل.
التغذية ليست فقط لإنقاص الوزن، بل لاستعادة الطاقة والثقة.
والرياضة؟ ستجعلك تحبين نفسك أكثر مع كل حركة.

كل يوم في هذا التحدي هو هدية لجسمك.
كل وجبة، كل تمرين، كل استيقاظ صباحي... هو خطوة نحو "أنتِ" الجديدة.

هل أنتِ مستعدة؟
لنبدأ سويًا...
مع الحب والدعم،

الكوتش نزهة

تعريف بالكوتش نزهة

"من هي كوتش نزهة؟ تعرفي على رفيقتك في رحلة التغيير"

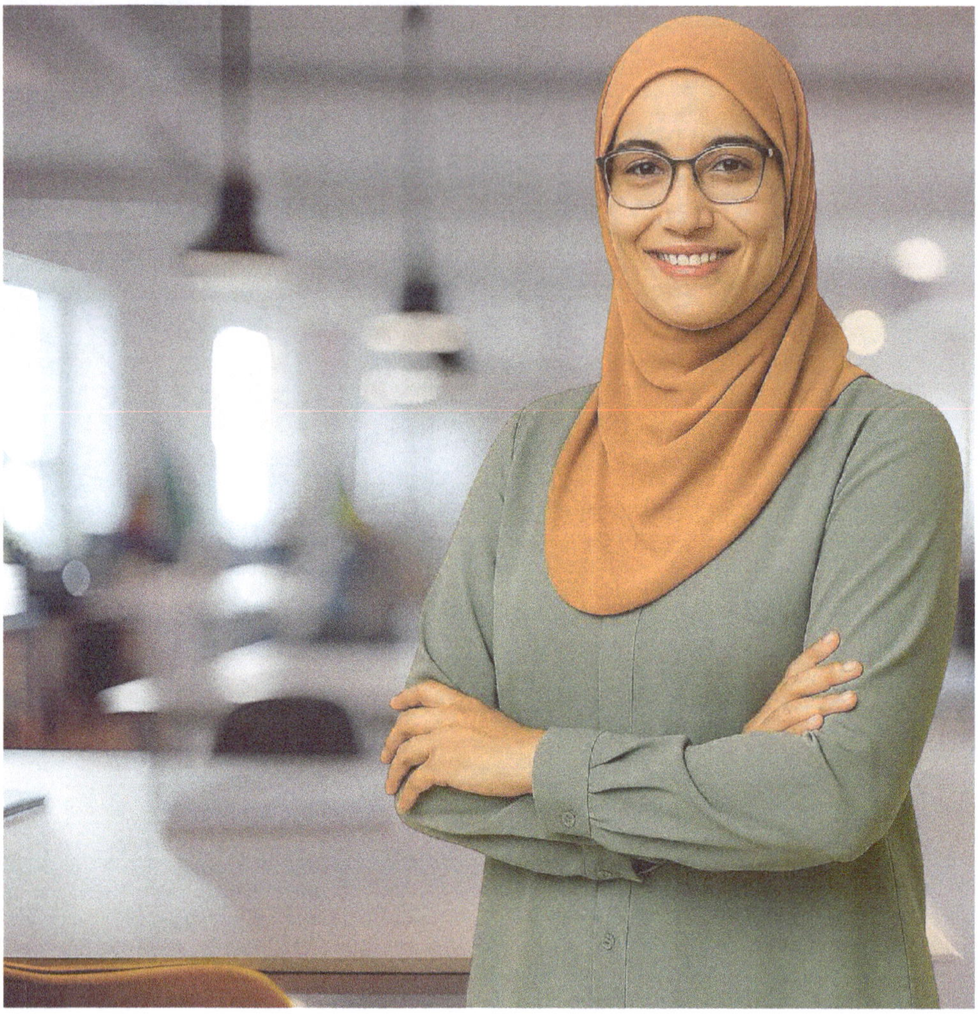

الكوتش نزهة المصدق

- إجازة مهنية في الجودة و تدبير مخاطر الصحة
- مرشدة في التغذية
- باحثة في مجال التنمية الذاتية
- مستشارة معتمدة من طرف شركة فوريفر ليفينج برواداكت
- Preparing a guide in major choosing and career planning
- school collective coaching

لماذا الصيام المتقطع ؟

أسرار علمية ومفعول سحري

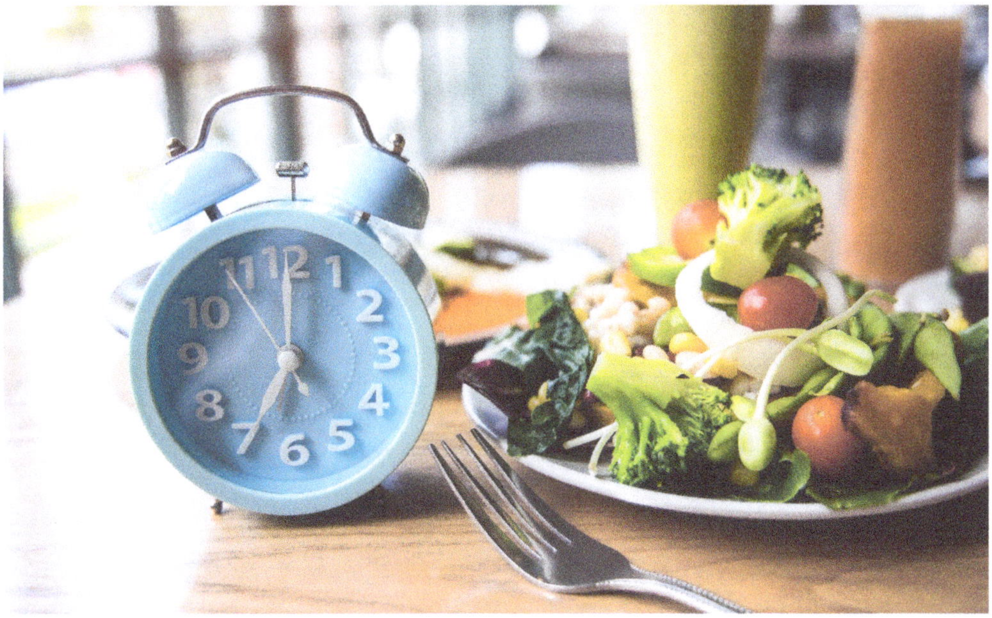

الصيام المتقطع ليس مجرد رجيم، بل أسلوب حياة يعيد توازن الجسم والهرمونات.

من فوائده :

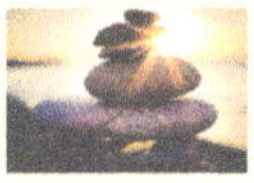

يحفّز حرق الدهون بذكاء
ينظم هرمون الإنسولين ويخفض مقاومة الأنسولين
يساعد في تقليل الالتهابات، وتحسين عمل الغدة الدرقية
يعيد تنظيم هرمونات الأنوثة، مما يساعد في تخفيف أعراض تكيس المبايض
يسهم في تقوية مناعة الجسم وتنظيف الخلايا

لماذا الصيام المتقطع ؟

- **لإنقاص الوزن:** يساعد على تحفيز حرق الدهون بشكل طبيعي عبر تقليل الإنسولين في الدم.
- **لتنظيم الهرمونات**: يعزز توازن هرمونات الجوع مثل "اللبتين" و"الغريلين"، مما يساهم في تقليل الشهية وتحسين المزاج.
- **لصحة الأمعاء:** الصيام يتيح للجهاز الهضمي فرصة للراحة، مما يحسن الامتصاص والتخلص من السموم.
- **لتحفيز الأيض وتنشيط الخلايا:** بفضل ما يُعرف بـ"الأوتوفاجي"، أي تنظيف الجسم للخلايا الضعيفة.

قصص نجاح ملهمة

نساء مثلُكِ غيّرن حياتهن

💖 سارة, 34 سنة

"كنتُ أشعر بالإحباط من كل رجيم... لكن مع الصيام المتقطع والكوتش نزهة، تعلمت أحب جسمي وأتقبله، وها أنا اليوم أخفّ بـ10 كلغ وأقوى من أي وقت مضى."

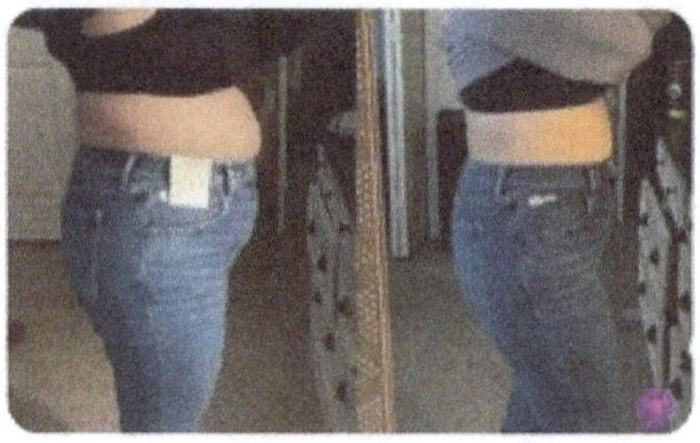

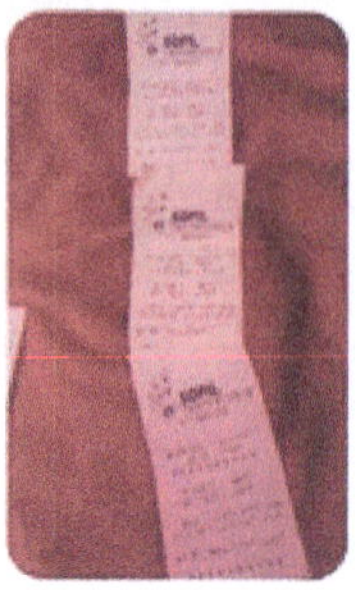

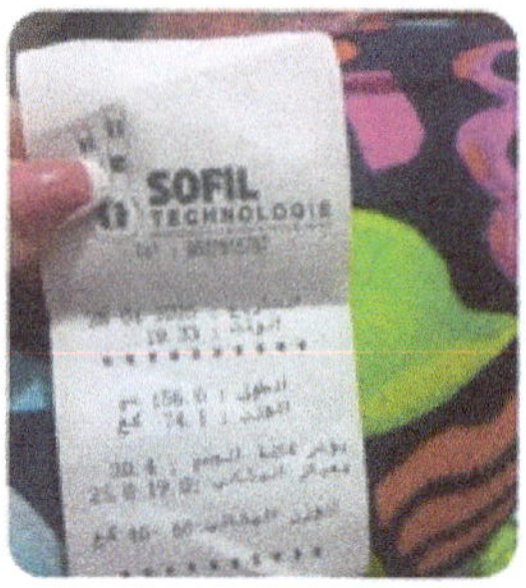

😍 سلمى - مدمنة على الأكل

لم أكن أظن أنني أستطيع مقاومة الجوع. كنت أتناول الطعام باستمرار دون سبب. لكن الصيام المتقطع علمني الإنصات لجسدي. تحررت من الإدمان على الأكل العاطفي.

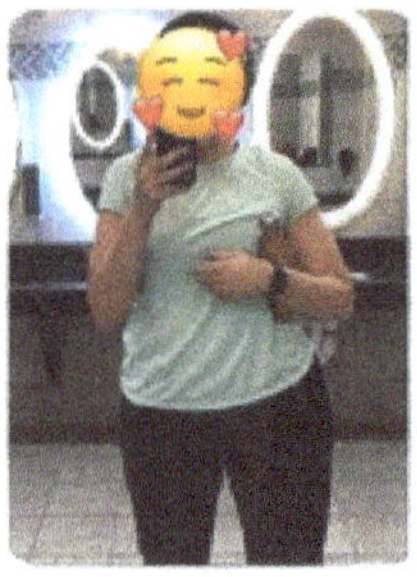

💕 قصة هبة– من الإرهاق إلى النشاط:

"بعد ولادتي الثانية، كان وزني لا ينقص، ونومي مضطرب، ودورتي غير منتظمة.
الصيام المتقطع غيّر كل شيء! فقدت 8 كغ، عادت دورتي، وأصبحت أنام بعمق.
الأجمل؟ ثقتي في نفسي رجعت ✨"

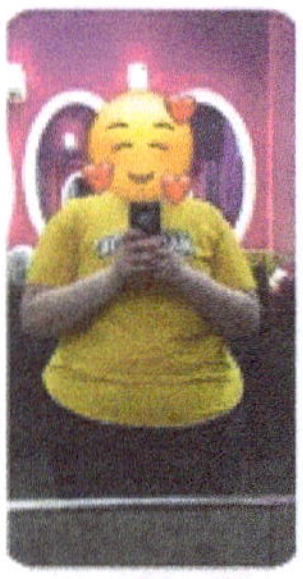

🔥 قصة ندى – توديع السكر والإدمان:

"كنت مدمنة على الحلويات والمقليات، كنت أكل بلا وعي.
لكن جدول التحدي ساعدني أتحرر.
اليوم آكل بشغف، لكن بوعي. اختفى الانتفاخ، وتحسنت بشرتي، ونقصت 6 كغ!"

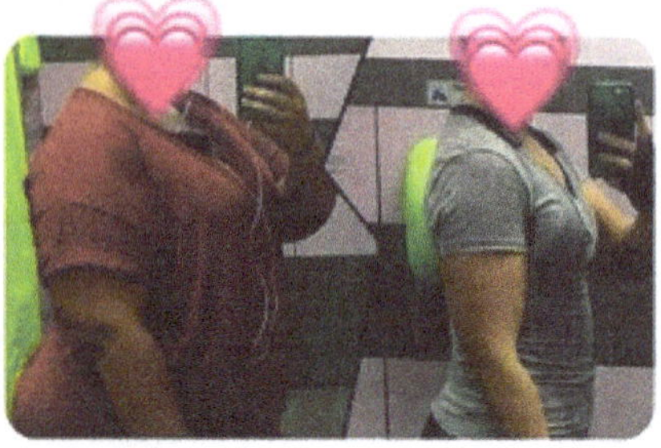

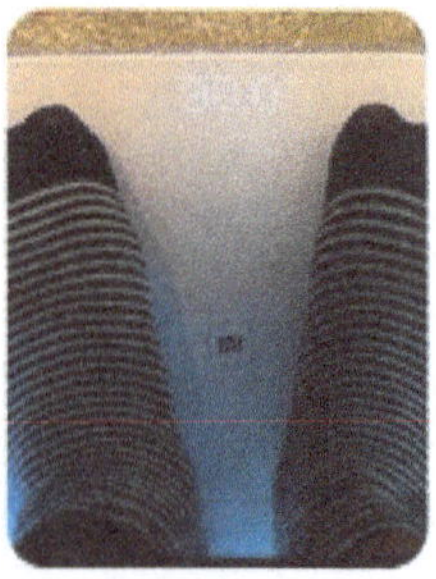

💪 خديجة, أم عاملة

"كأم لثلاثة أطفال، لم أكن أملك وقتًا لنفسي. اكتشفت أن الصيام المتقطع ليس نظامًا قاسيًا، بل أسلوب حياة يمنحني التوازن بين عائلتي وصحتي. أنقصت 14 كلغ في 3 أشهر وشعرت بالفخر."

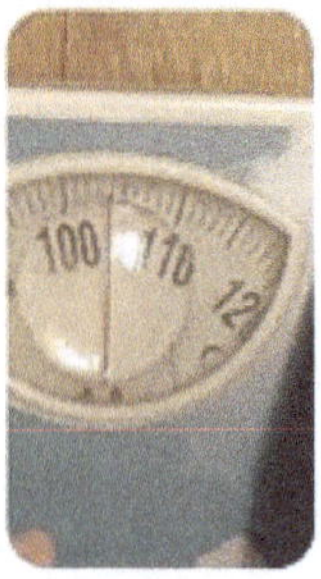

برنامج الصيام المتقطع

تحدي الـ 30 يوم - تفاصيل البرنامج ومميزاته

برنامج مصمم لك: التزام، دعم، نتائج!

برنامج الصيام المتقطع – تحدي الـ 30 يوم

هذا البرنامج مصمم خصيصًا لكِ إذا كنتِ:

- تبحثين عن إنقاص وزن دون حرمان
- تعانين من خلل في الهرمونات أو مشاكل مقاومة الإنسولين
- تحلمين بجسم خفيف وصحة متوازنة

مميزات البرنامج :

المدة: 30 يومًا من التحدي المرح والمكثف.

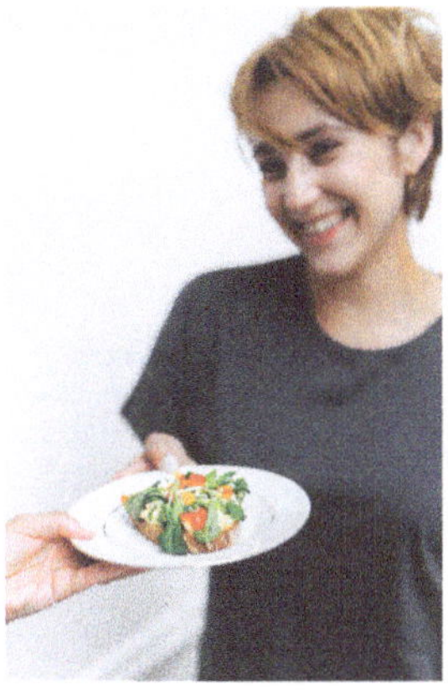

وجبات واقعية من مطبخك.

تمارين رياضية من البيت.

متابعة يومية عبر مجموعة خاصة (واتساب أو تليغرام).

فيديوهات تعليمية عن الصيام، الأكل الصحي، والمشاعر أثناء الرحلة.

تتبع التقدم أسبوعيًا بقياس الوزن والمقاسات.

يناسب المرأة العاملة، الأم، والطالبات.

جوائز تحفيزية لأكثر المشاركات التزامًا!

كيف يعمل الصيام؟

نطبق نظام 16/8:

- **الصيام 16 ساعة** (منها وقت النوم)
- **نافذة الأكل 8 ساعات** (مثلاً: من 12:00 حتى 20:00)

هل ستشعرين بالجوع؟
ربما أول يومين فقط! بعد ذلك، جسمك سيتأقلم، وستشعرين بطاقة وخفة وانضباط غير متوقعين!

contact@puracoach.com +212-762-168470 www.puracoach.com

جدول المقاسات والمتابعة

لأن كل خطوة تستحق التوثيق!

المقاسات

التاريخ : / /

الاسم الكامل :

الحالة الصحية :

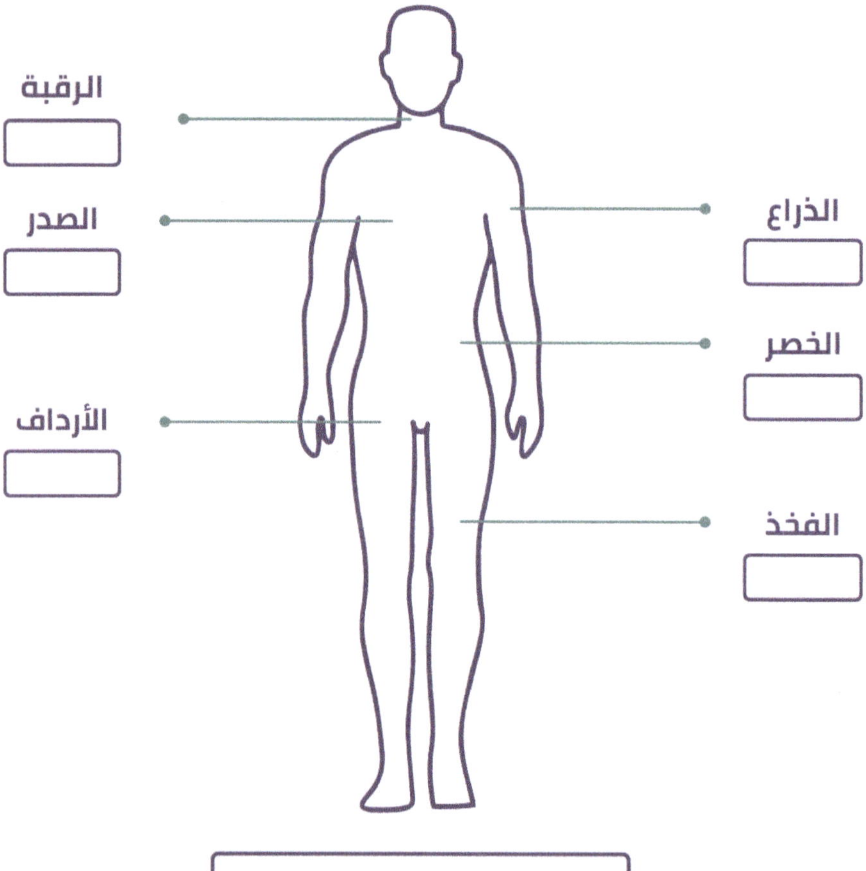

الوزن ______ (كيلو)

جدول المقاسات والمتابعة

لأن كل خطوة تستحق التوثيق!

التتبع الأسبوعي

المقاسات	الأسبوع 1	الأسبوع 2	الأسبوع 3	الأسبوع 4
الصدر				
الذراع				
الخصر				
الأرداف				
الفخذ				
الرقبة				
الوزن المفقود				

أرقام	الأسبوع 1	الأسبوع 2	الأسبوع 3	الأسبوع 4
وزن				
مؤشر كتلة الجسم				
الوزن المفقود				

تابعي تطورك أسبوعاً بعد أسبوع:

ما يُقاس، يمكن تحسينه!
ليس فقط الوزن هو المقياس، بل المقاسات، الشعور، والطاقة!

ملاحظة: خذي صور قبل/بعد كل أسبوع لنفسك – نفس الإضاءة والملابس – لتشاهدي الفرق بعينيك.

لائحة المشتريات

الكمية	الصنف
700 جرام	جبن بلدي
21	بيضة
200 جرام	لحم
150 جرام	لحم مفروم
كيلو جرام	صدور دجاج
40 جرام	لسان الطير (لسان العصفور)
40 جرام	أرز كامل
-	خضر مشكلة (جزر-كوسة-فاصوليا خضراء-فلفل-بصل...)

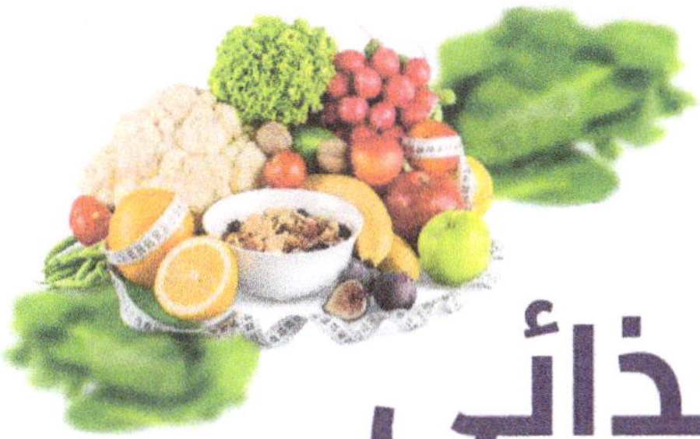

البرنامج الغذائي

اليوم الأول	الوجبة الأولى : 100 جرام جبن بلدي+ بيضه و2 بياض بيض مسلوق + سلطه الوجبة الثانية : سلطه خضراء + 100 جرام لحمه مسلوقه + شوربة خضروات
اليوم الثاني	الوجبة الأولى : 100 جرام جبن بلدي+ بيضه و 2 بياض بيض مسلوق + سلطه الوجبة الثانية : سلطه + 250 جرام دجاج(صدر) مسلوق + شوربة لسان العصفور
اليوم الثالث	الوجبة الأولى : 100 جرام جبنه بلدي+ بيضه و 2 بياض بيض مسلوق + سلطه الوجبة الثانية : سلطه خضراء + 150 جرام كفتة لحمه + نصف خبز كامل
اليوم الرابع	الوجبة الأولى : 100 جرام جبن بلدي+ بيضه و 2 بياض بيض مسلوق + سلطه الوجبة الثانية : سلطه + 250 جرام دجاج(صدر) مسلوق + شوربة لسان العصفور
اليوم الخامس	الوجبة الأولى : 100 جرام جبن بلدي+ بيضه و 2 بياض بيض مسلوق + سلطه الوجبة الثانية : سلطه خضراء + 250 جرام دجاج مسلوق + 1 فلفل محشي
اليوم السادس	الوجبة الأولى : 100 جرام جبن بلدي+ بيضه و 2 بياض بيض مسلوق + سلطه الوجبة الثانية : سلطه خضراء + 100 جرام لحمه مسلوقه + شوربة خضروات
اليوم السابع	الوجبة الأولى : 100 جرام جبن بلدي+ بيضه و 2 بياض بيض مسلوق + سلطه الوجبة الثانية : سلطه + 200 ج فراخ فليه مشوى + 5 ملاعق مكرونه مسلوقه

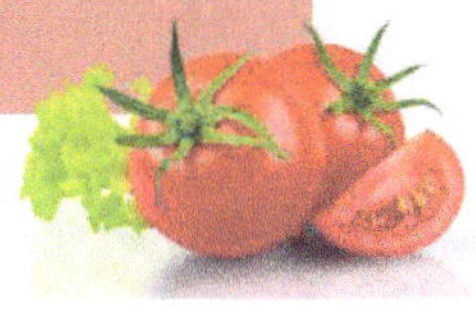

تعليمات النظام

- مدة الأكل " 8 ساعات " ومدة الصيام " 16 ساعة ".
- يتم تقسيم ال " 8 ساعات " على وجبتين بينهما 8 ساعات أو 3 وجبات عبارة عن وجبة كل 4 ساعات.
- يجب أن تبدأ الوجبات مبكراً من 7 أو 8 أو 9 أو 10 صباحاً وبعدها ب 8 ساعات الوجبة الثانية.
- المشروبات المسموح بها خلال ال 42 ساعة هى :"الشاي" ، "القهوة" ، "نسكافية" ، "الينسون" ، "القرفة" ، "الزنجبيل" ، "الكراوية" ، "البابونج" ، كما لابد من شراب المياه من 2 الى 3 لتر خلال ال 24 ساعة.
- إستخدام ملح البحر أو ملح الهمالايا فى تحضير الوجبات.(قليل من الملح فقط).
- إستخدام سكر بديل مثل " سكر الذرة" أو "سكن إستيفيا" (أفضل الإستغناء عن السكر المصنع بالكامل).
- ممنوع تذوق أو أكل أى وجبات لم تذكر بالنظام الغذائى وعدم أكل أى فاكهة غير المحددة بالنظام والإلتزام بالمكتوب بالنظام الغذائى فقط وكذلك طريقة تحضير الوجبات وذلك من أجل الوصول لأفضل النتائج.
- النوم من الساعه 11 مساءً وعدم السهر لرفع معدل الحرق والحفاظ على حجم العضلات, على الأقل 8 ساعات.

طرق تحضير الوجبات

شوربة لسان العصفور

يؤخذ 4 ملاعق من لسان العصفور ثم يحمر فى نصف ملعقة زيت ذرة ثم يضاف اليه الماء والجزر مكعبات وكمون وفلفل أسمر وليمون.

شوربة الخضروات

تسلق 2 كوسه وجزرة مكعبات و 100 جرام فاصوليا خضراء و يضاف اليها الماء والبهارات والليمون.

كفتة اللحمة

يفرم 100 جرام من اللحم الأحمر ويبشر عليها بصله كبيرة و 1 ملعقة بقسماط مطحون والفلفل الأسمر وملح خفيف ثم تشكل صوابع وتوضع فى صينيه ممسوحه بزيت خفيف جدا وتدخل الفرن

شوربة لسان العصفور

يؤخذ 4 ملاعق من لسان العصفور ثم يحمر فى نصف ملعقة زيت ذرة ثم يضاف اليه الماء والجزر مكعبات وكمون وفلفل أسمر وليمون.

محشي الفلفل

خلطة الأرن يحمر بصله مبشورة مح فص ثوم مفروم فى ملعقة زيت صغيرة حتى الاصفرار ويوضع عليهما كوب من عصير الطماطم ثم يوضع ؛ ملاعق من الأرن والشبت والبظونس وتظب. يجب مضاعفة كمية ورق العنب أكثر من كمية الأرن المستخدم واستكمال النسوية بماء وتوابل وليس (الشورية)

التمارين الرياضية

جسمك يحب الحركة!

اجعل كل دقيقة مهمة

صُمم هذا التمرين بكل سهولة وفعالية ومتعة، ويمكنك القيام به في أي مكان بثقة تامة، فهو آمن ومفيد لصحتك.

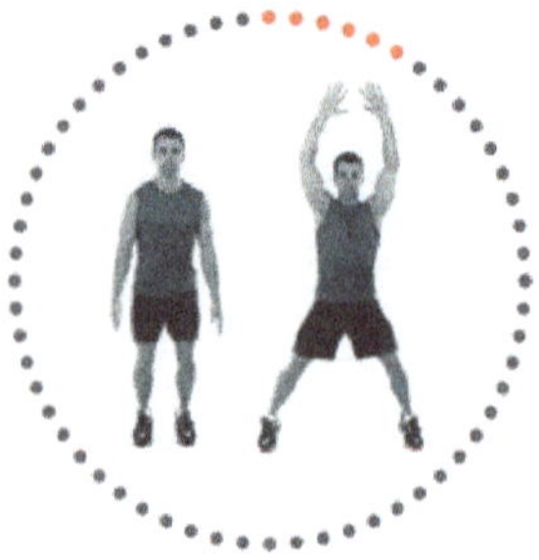

1. TOTAL BODY | Jumping Jacks

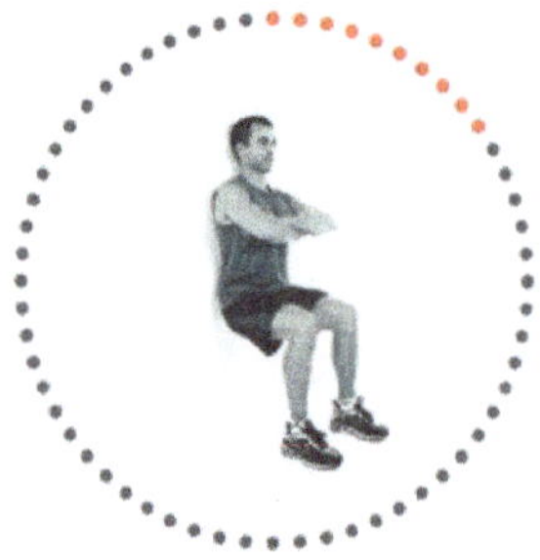

2. LOWER BODY | Wall Sit

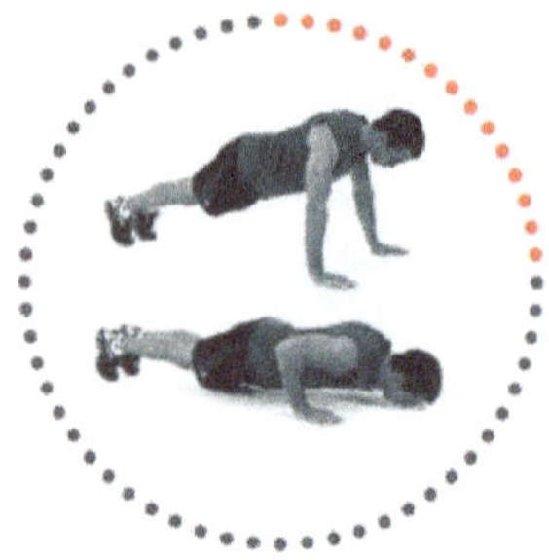

3. UPPER BODY | Push-Up

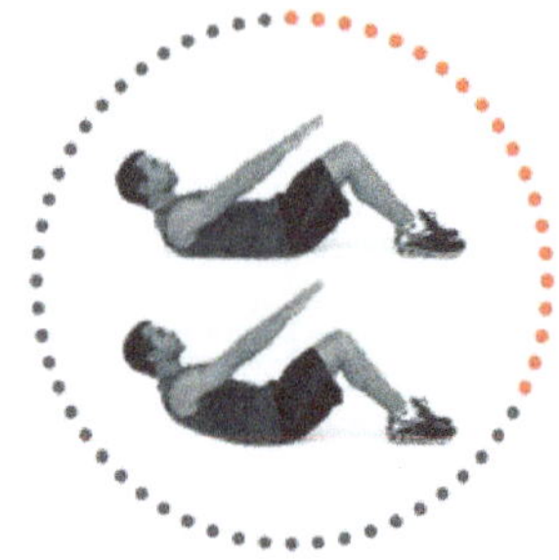

4. CORE | Abdominal Crunch

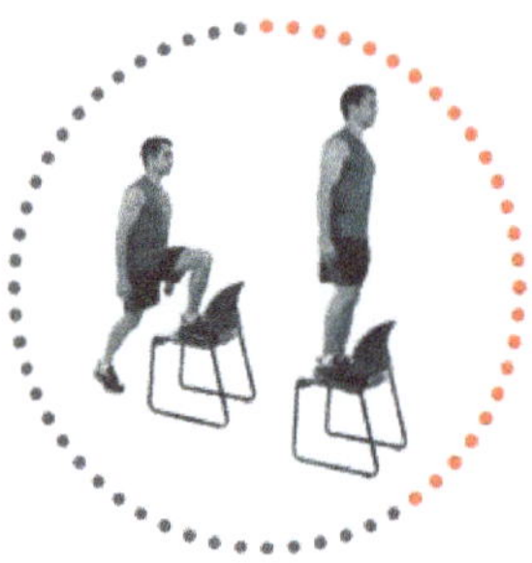

5. TOTAL BODY | Step-Up

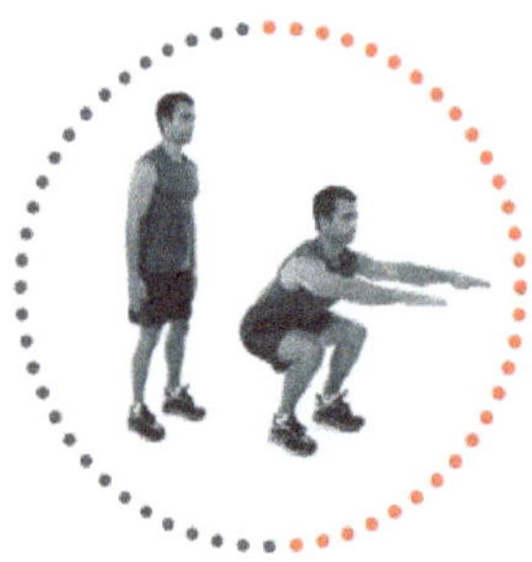

6. LOWER BODY | Squat

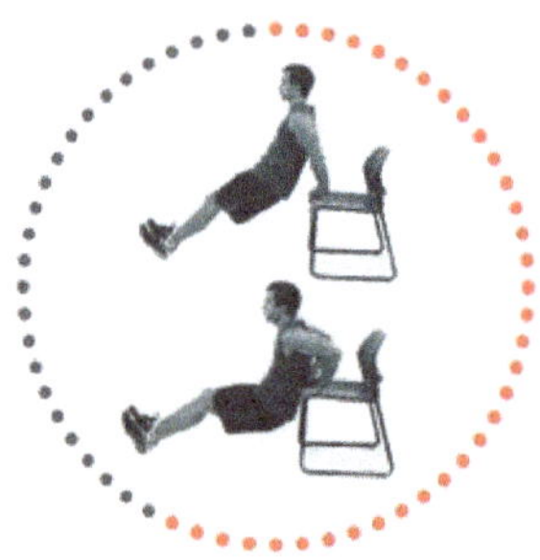

7. UPPER BODY | Triceps Dip

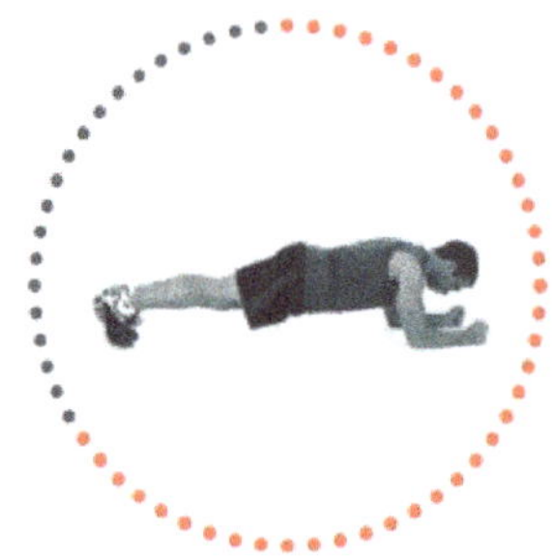

8. CORE | Plank

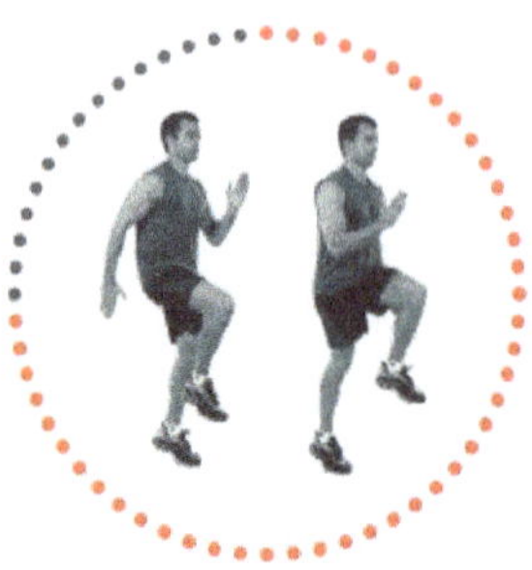

9. TOTAL BODY | High Knees

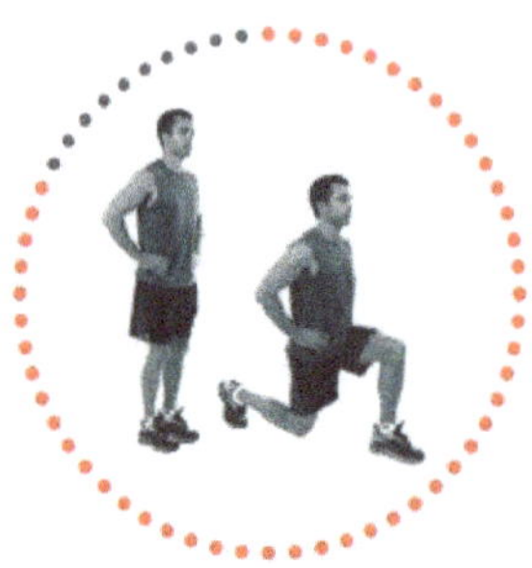

10. LOWER BODY | Lunge

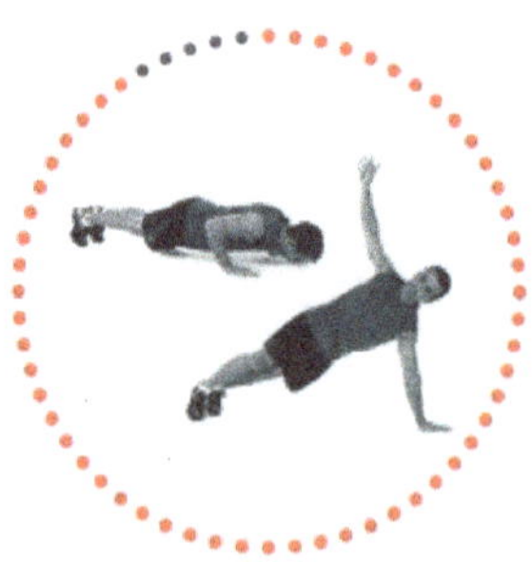

11. UPPER BODY | Push-Up & Rotation

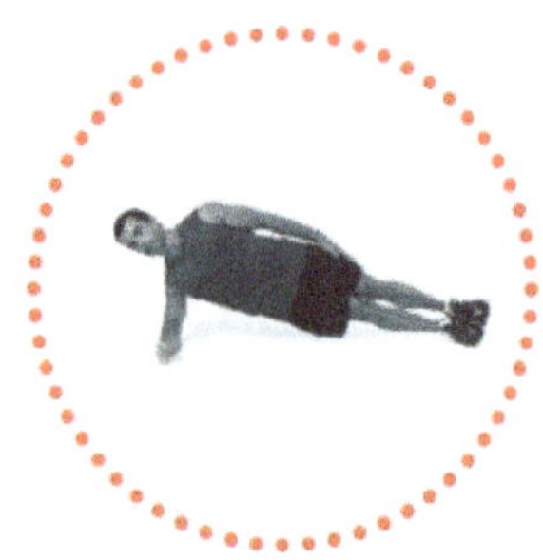

12. CORE | Side Plank

التمارين الرياضية

جسمك يحب الحركة!

التعليمات

1. قم بأداء كل تمرين من التمارين الـ 12 على التوالي لمدة 30 ثانية لكل تمرين لإكمال دورة واحدة.
2. كرر الدورة مرتين أخريين ليصبح المجموع ثلاث دورات وتمرين عالي الكثافة متواصل لمدة 20 دقيقة تقريبًا.
3. انتقل من تمرين إلى آخر مع الحد الأدنى من الراحة (5-10 ثوانٍ) أو بدون راحة.
4. استخدم الشكل والتقنية الصحيحين - ببطء، وتحت السيطرة، وفي نطاق الحركة الكامل، والزفير عند بذل المجهود.
5. الإحماء قبل التمرين مع تمارين الإطالة الديناميكية (مثل لفات الكتفين، وتدوير الذراعين، وأرجحة الساقين، وتدوير الورك دوران الورك والمشي في المكان).
6. التهدئة/التمدد بعد التمرين.
7. يوصى بممارسة التمارين من 2 الى 3 مرات في الأسبوع في أيام غير متتالية.
8. و باقي الايام مشي لمدة 45 دقيقة و يوم واحد راحة.
9. إذا احسست بصعوبة في انجاز تمرين، يمكنك تجاوزه.

الرياضية التمارين

جسمك يحب الحركة!

شرح التمارين

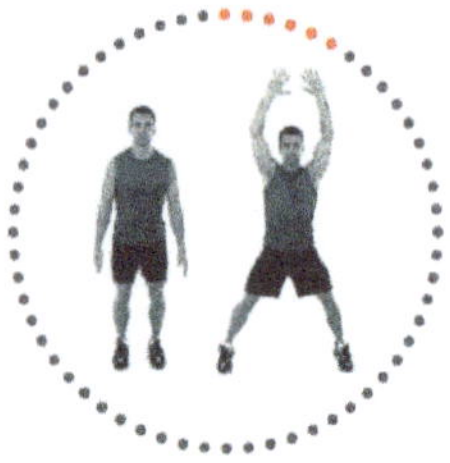

1. TOTAL BODY | Jumping Jacks

- قف مع المباعدة بين قدميك بعرض الوركين ويديك على جانبيك:
- القفز بشكل عمودي مع المباعدة بين القدمين ورفع الذراعين على جانبيك فوق رأسك.
- المس يديك. حافظ على استقامة جسمك
- اقفز مرة أخرى مع العودة إلى وضعية البداية والذراعين على جانبيك والقدمين معاً
- التكرار

نقطة يجب الانتباه إليها: لا تُدخِل رأسك في كتفيك (أبقِ كتفيك بعيدًا عن أذنيك).

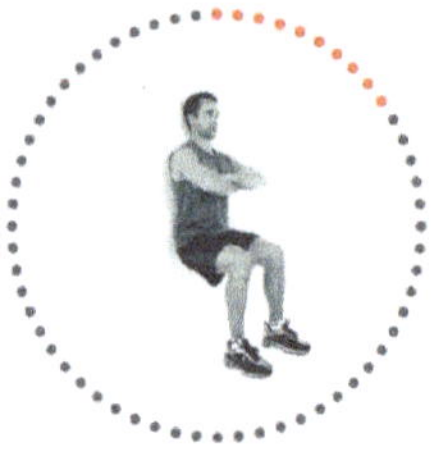

2. LOWER BODY | Wall Sit

- قف وظهرك مسنداً ظهرك إلى الحائط:
- اخفضي جسمك عن طريق تحريك ظهرك على الحائط حتى تكوني في وضعية القرفصاء المتوسطة;
- يكون الفخذان موازيين للأرض والساقان متعامدين على الأرض;
- حافظ على هذه الوضعية طوال فترة التمرين.

نقطة يجب الانتباه إليها : أبقِ أسفل ظهرك مستوياً على الحائط.

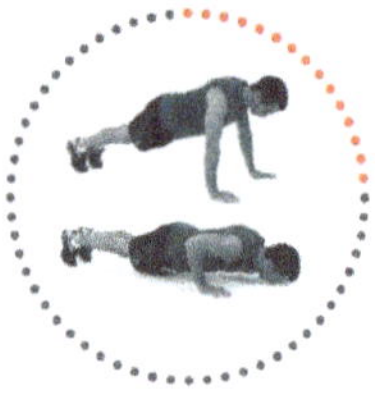

3. UPPER BODY | Push-Up

- ارفع جسمك واخفضه بذراعيك مع الحفاظ على جسمك
- مستقيماً. يعمل هذا التمرين على تمرين عضلات
- الصدر والكتفين والعضلة ثلاثية الرؤوس والظهر والساقين.

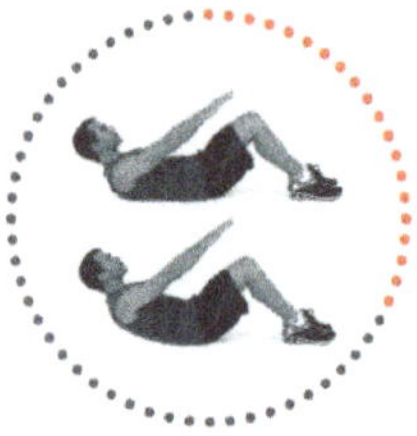

4. CORE | Abdominal Crunch

- استلقِ على ظهرك مع ثني ركبتيك ومدّ ذراعيك للأمام.
- ثم ارفع الجزء العلوي من جسمك
- . اثبتي لبضع ثوانٍ و اخفضي نفسك ببطء إلى الأسفل.

يعمل هذا التمرين بشكل رئيسي على تمرين عضلات البطن المستقيمة والعضلة المائلة

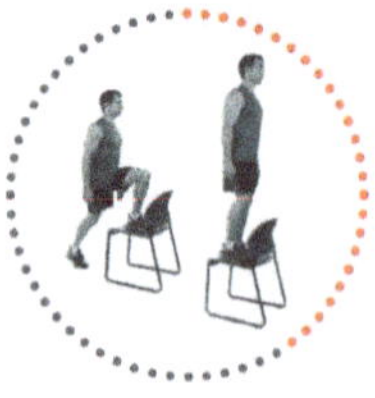

5. TOTAL BODY | Step-Up

- ضع إحدى قدميك على الكرسي
- وارفع جسمك عن الأرضية
- وقف على الكرسي. (يمكنك تعويض الكرسي باي دعامة او صنددوق)

يقوي هذا التمرين ساقيك والأرداف.

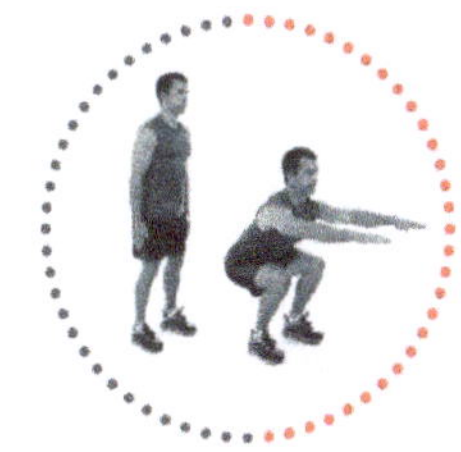

6. LOWER BODY | Squat

- قف مع المباعدة بين قدميك بمقدار عرض الكتفين
- ومدّ ذراعيك إلى الأمام، ثم اخفض جسمك
- حتى يصبح فخذيك موازيين للأرض.
- يجب أن تنحني ركبتيك في نفس اتجاه أصابع قدميك
- عُد إلى وضعية البداية وقم بالتكرار التالي

يعمل هذا التمرين على تمرين الفخذين عضلات الفخذين وعضلات الفخذين والعضلات الرباعية وأوتار الركبة وأسفل الجسم.

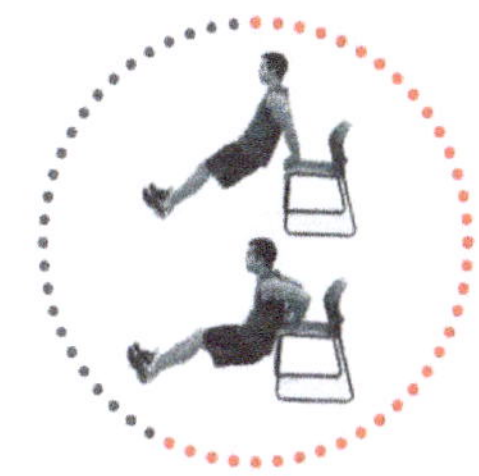

7. UPPER BODY | Triceps Dip

- وضع اليدين خلفك على حافة الكرسي أو المقعد؛ ذراعيك وساقيك مستقيمتين، وتدعم وزنك على كعبيك ويديك؛
- اثنِ ذراعيك أثناء التحكم في النزول
- انزل حتى تصبح عضلات ثلاثية الرؤوس موازية للأرض
- عد إلى الأعلى، ومد ذراعيك بالكامل
- حافظ على ظهرك مستقيمًا وصدرك للخارج أثناء الحركة
- كرر

يعتبر هذا تمرينًا رائعًا لعضلة ثلاثية الرؤوس.

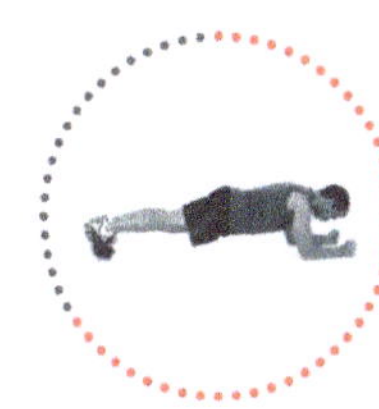

8. CORE | Plank

- استلقِ على وجهك على الأرض، وادعم وزنك على ساعديك وأصابع قدميك؛
- يمكنك وضع يديك بشكل مسطح على الأرض أو ضمهما معًا حسب رغبتك.
- ضع مرفقيك تحت كتفيك؛
- حافظ على جسمك بالكامل مستقيمًا من الرأس إلى أصابع القدمين (محاذاة الكاحلين / الركبتين / الوركين والكتفين)؛
- قم بشد عضلات بطنك للحفاظ على استقامة جسمك ومنعه من الانحناء (سقوط الأرداف نحو الأرض)؛
- قم بشد عضلات الأرداف والفخذين للحفاظ على استقامة جسمك ومنعه من الارتفاع (الأرداف في الهواء)؛
- انظري إلى الأرض لتجنب خلق توتر في الرقبة والحفاظ عليها في نفس خط الظهر؛

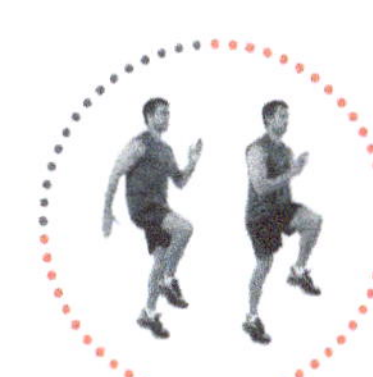

9. TOTAL BODY | High Knees

- ابدأ بالركض في مكانك مع رفع ركبتيك عالياً؛
- ارفع ساقك حتى تصل ركبتك إلى مستوى واحد على الأقل زاوية 90 درجة،
- الركض على أطراف الأصابع؛
- قم بتأرجح الذراع المقابلة للركبة المرفوعة لتحقيق التوازن؛
- كرر ذلك مع الساق اليمنى، و الاستمرار في التناوب. انظر للأمام؛
- حافظ على ظهرك مستقيمًا وشد عضلات بطنك.

ملحوظة: ارفع ركبتيك باستخدام عضلات بطنك، وليس عن طريق الانحناء إلى الخلف.

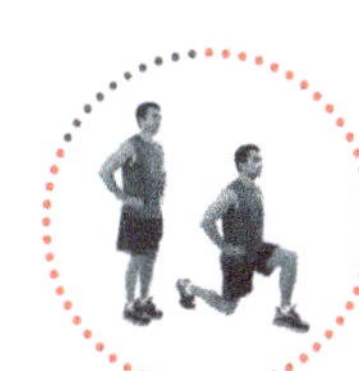

10. LOWER BODY | Lunge

- الوقوف مع مباعدة القدمين بمقدار عرض الوركين، واليدين على الوركين (يمكنك وضع يديك على خصرك أو على جانبيك)؛
- اتخذ خطوة كبيرة للأمام، مع الحفاظ على ظهرك مستقيمًا (مع إبقاء القدم الأخرى في مكانها خلفك)؛
- اخفض نفسك حتى تلمس ركبتك المقابلة الأرض (تحكم في النزول حتى لا تضرب ركبتك على الأرض)؛
- تكون قصبة الساق الأمامية عمودية على الأرض، وركبتك فوق القدم (لا تمتد الركبة إلى ما بعد أصابع القدم)؛
- العودة إلى وضع البداية والتبديل في الحركة إلى الجانب الآخر.

ملحوظة: حافظ على جذعك مستقيمًا وشد عضلات بطنك؛ حافظ على قدميك متباعدتين بمقدار عرض الورك طوال الحركة لتحقيق التوازن؛ انظر إلى الأمام

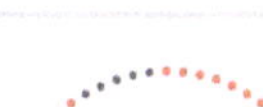

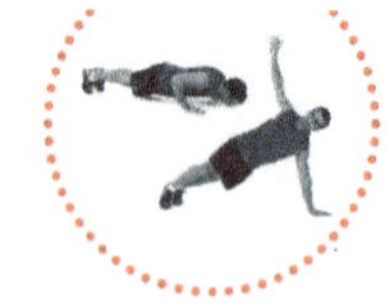

11. UPPER BODY | Push-Up & Rotation

- في وضعية تمرين الضغط المرتفعة، اليدين أسفل الكتفين، الذراعين مستقيمة والجسم مشدود:
- قم بتدوير جسمك إلى جانب واحد وارفع ذراعك نحو السقف لتشكيل حرف "T" (الذراعان ممتدتان بشكل عمودي على مركزك)
- العودة إلى وضع البداية، والذراعين ممدودتان
- قم بتمارين الضغط الكاملة
- كرر التمرين مع الذراع الأخرى

تمرين جيد جدًا للجذع والكتفين والذراعين و الجسم بشكل عام.

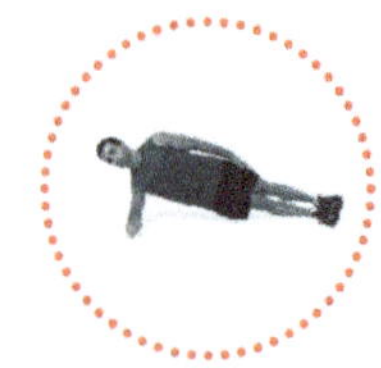

12. CORE | Side Plank

- الاستلقاء على الأرض على جانبك:
- ادعم وزنك من خلال الاستلقاء على ساعد واحد (المرفق تحت الكتف) وعلى الجانب الخارجي من قدمك (مع وضع الساقين معًا، متداخلتين وممتدتين)، مع وضع اليد المعاكسة على وركك أو على طول فخذك.
- قم بتفعيل عضلات البطن والأرداف والفخذين للحفاظ على جسمك في خط مستقيم لطيف (الكاحلين والركبتين والوركين والعمود الفقري والرأس)
- حافظ على الوضع طوال مدة العمل وقم بالتبديل بين الجانبين

التمرين يستهدف عضلات البطن بشكل أساسي.

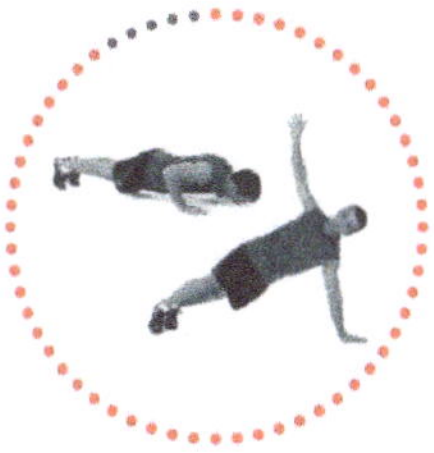 11. UPPER BODY | Push-Up & Rotation	• في وضعية تمرين الضغط المرتفعة، اليدين أسفل الكتفين، الذراعين مستقيمة والجسم مشدود: • قم بتدوير جسمك إلى جانب واحد وارفع ذراعك نحو السقف لتشكيل حرف "T" (الذراعان ممتدتان بشكل عمودي على مركزك) • العودة إلى وضع البداية، والذراعين ممدودتان • قم بتمارين الضغط الكاملة • كرر التمرين مع الذراع الأخرى تمرين جيد جدًا للجذع والكتفين والذراعين و الجسم بشكل عام.
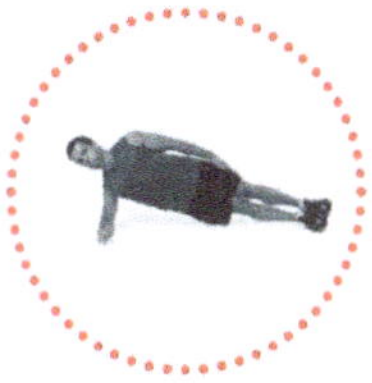 12. CORE | Side Plank	• الاستلقاء على الأرض على جانبك: • ادعم وزنك من خلال الاستلقاء على ساعد واحد (المرفق تحت الكتف) وعلى الجانب الخارجي من قدمك (مع وضع الساقين معًا، متداخلتين وممتدتين)، مع وضع اليد المعاكسة على وركك أو على طول فخذك. • قم بتفعيل عضلات البطن والأرداف والفخذين للحفاظ على جسمك في خط مستقيم لطيف (الكاحلين والركبتين والوركين والعمود الفقري والرأس) • حافظ على الوضع طوال مدة العمل وقم بالتبديل بين الجانبين التمرين يستهدف عضلات البطن بشكل أساسي.

التمارين الرياضية

جسمك يحب الحركة!

لمزيد من التفاصيل حول التمارين الرياضية

يمكنكم تحميل التطبيق التالي :

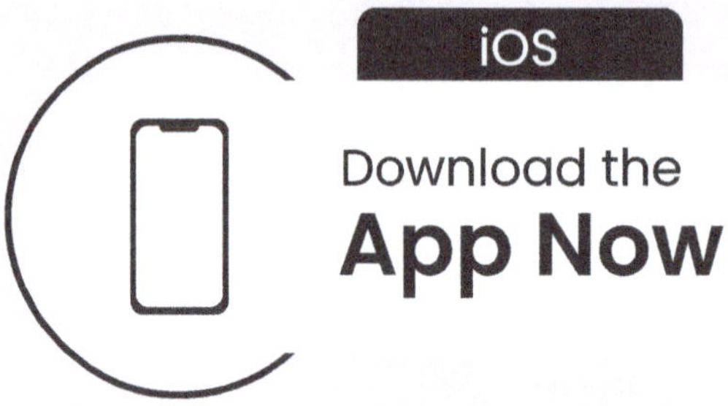

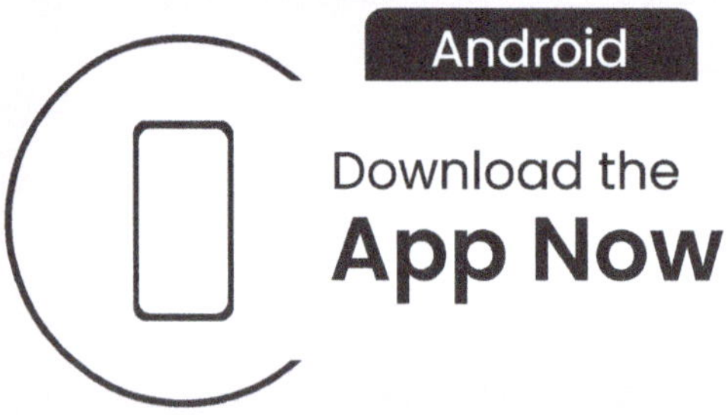

المشروب السحري لحرق الدهون

« مشروبي السحري لحرق الدهون! »

"ابدئي يومك بمشروب طبيعي يمنحك طاقة، يحفّز الأيض، ويساعدك على التخلص من الانتفاخ والدهون العنيدة!"

المشروب الحارق:

المكونات :

- ▢ نصف معلقة صغيره زنجبيل
- ▢ نصف ملعقة صغيرة قرفه
- ▢ 1 ملعقة صغيرة شاى أخضر
- ▢ نصف ليمونة

طريقة التحضير :

توضع جميع المكونات فى كوب عدا الليمون ويضاف الماء المغلى عليهم ويغطى بطبق زجاجى لمدة 5 دقائق ثم يضاف عصير الليمون ويقلب بملعقه خشبيه ويشرب بعد التصفيه بقطعه من الشاش بدلا من المصفاه.

متى يُشرب؟

- قبل الأكل بربع ساعه.

فوائده:

- يسرّع حرق الدهون ويُنشّط الكبد.
- يزيل الانتفاخ ويدعم الهضم.
- يوازن السكر في الدم ويقلل الشهية.

ملاحظة: يُفضَّل شربه لمدة 5 أيام في الأسبوع ثم راحة يومين.

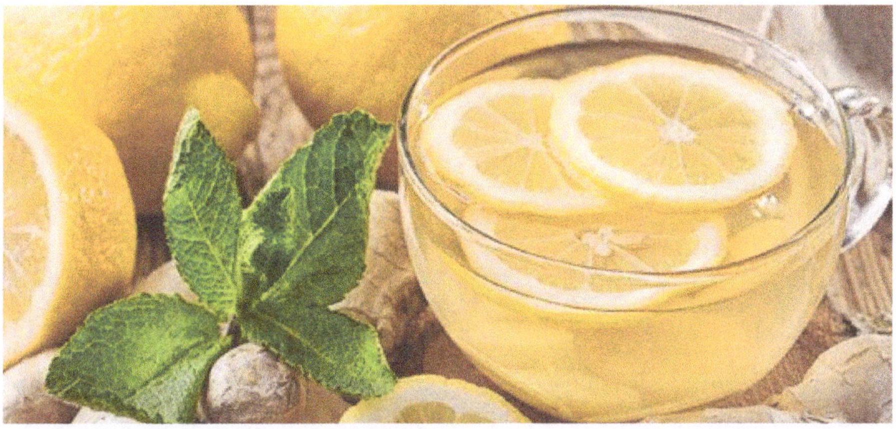

أحدث التقنيات العالمية لحرق دهون البطن

"أحيانًا، أسرار التخلص من الدهون لا تكمن فقط في ما نأكله... بل في كيف نتنفس ونعيش"

1. تمرين "Stomach Vacuum" – نحت البطن بالتنفس

تمرين يستخدمه عارضو اللياقة واليوغا لتحسين شكل الخصر.

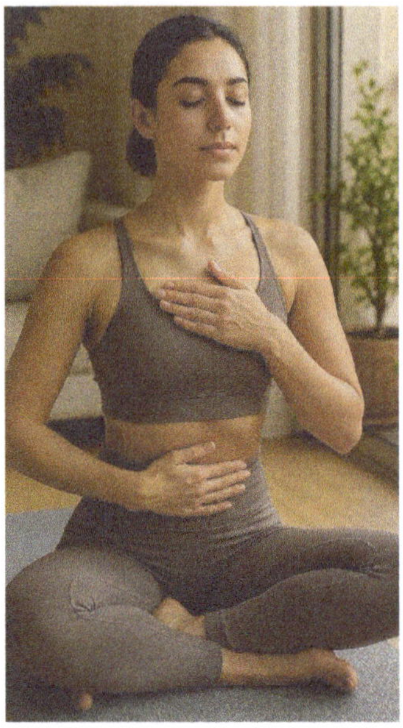

الطريقة:

- أثناء الجلوس أو الوقوف، خذي شهيقًا عميقًا.
- أثناء الزفير، اسحبي بطنك للداخل لأقصى حد.
- حافظي على هذا الوضع 15-30 ثانية.
- كرري 5 مرات يوميًا.

النتيجة: تقوية عضلات البطن الداخلية، تصغير محيط الخصر، تحسين المظهر.

2. تقنية التنفس اليابانية لحرق الدهون – Long Breath Diet

طُوّرت في اليابان، وحققت شهرة عالمية!

الطريقة:

- قفي مستقيمة، خذي شهيقًا عميقًا من الأنف لمدة 3 ثوانٍ.
- احبسي النفس لحظة.
- أخرجي الزفير بقوة من الفم لمدة 7 ثوانٍ (مع شد عضلات البطن والمؤخرة).
- كرري 5-10 مرات كل صباح.

النتيجة: تنشيط الأيض، شد البطن، أكسجة الخلايا، وتحفيز حرق الدهون العميقة.

3. التأمل والتنفس البطني العميق

تهدئة التوتر تساوي خسارة دهون.

- خصصي 5 دقائق يوميًا فقط للتنفس الهادئ.
- استلقي أو اجلسي، ضعي يدك على بطنك، خذي نفسًا عميقًا حتى تشعري بالبطن يتمدد.
- أخرجي النفس ببطء مع التركيز على الاسترخاء.

السر: الكورتيزول المرتفع يمنع الجسم من حرق دهون البطن، والتنفس هو المفتاح.

مساحة الامتنان والتقدير

ما الذي تغير بداخلك اليوم

خصصي بضع دقائق كل مساء لتكتبي شعورك، إنجازاتك، أو حتى التحديات التي واجهتك. الامتنان يعزز استمرارية النجاح...

التاريخ	شعوري اليوم	أمر أفتخر به	كلمة امتنان
....	....	....	....
....	....	....	....
....	....	....	....
....	....	....	....
....	....	....	....
....	....	....	....

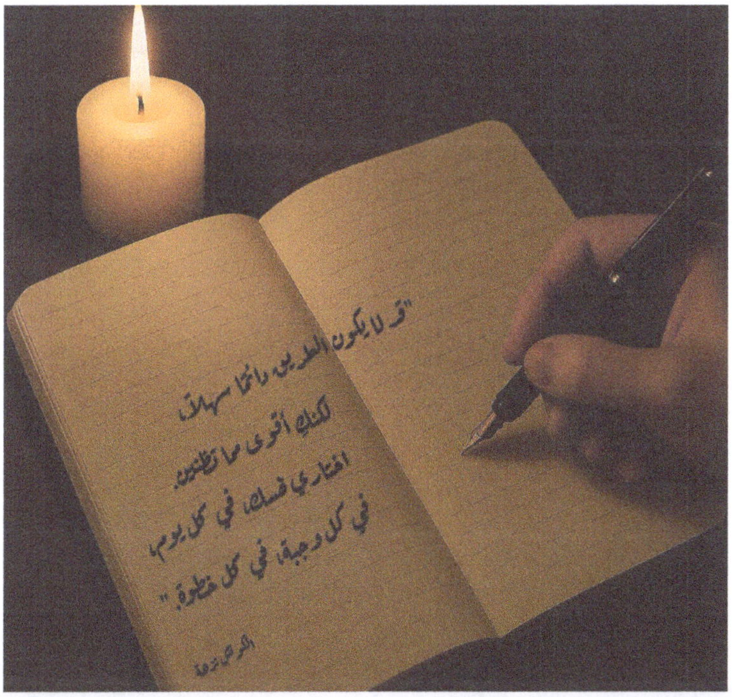

الأسئلة الشائعة ؟؟؟

هل يمكنني شرب القهوة أو الشاي أثناء فترة الصيام؟

نعم، يمكنك شرب القهوة أو الشاي بدون سكر أو حليب أثناء الصيام. يمكنك أيضًا شرب الماء، الزنجبيل، الكركم، والنعناع دون إضافات.

هل سأشعر بالجوع طوال الوقت؟

في البداية فقط، لأن الجسم يتأقلم. بعد أيام، يتوازن مستوى الجوع والطاقة بشكل طبيعي، بل وقد تشعرين بالخفة والوضوح الذهني.

هل الصيام المتقطع مناسب للمرأة المرضعة أو الحامل؟

لا. الصيام المتقطع غير موجه للحوامل أو المرضعات. يجب استشارة طبيب مختص قبل البدء في أي نظام.

هل سأفقد الكتلة العضلية؟

إذا التزمتِ بالبروتين الكافي ومارستِ تمارين المقاومة، ستحافظين على العضلات وتفقدين الدهون فقط.

كم من الوقت يجب أن ألتزم بالتحدي؟

النتائج تبدأ في الظهور خلال أول أسبوعين، لكن يُفضّل الالتزام لمدة 4 إلى 8 أسابيع على الأقل لرؤية نتائج مستدامة.

هل هذا البرنامج مناسب لمتلازمة تكيّس المبايض أو الغدة الدرقية؟

نعم، تم تصميمه بعناية ليتناسب مع السيدات اللواتي يعانين من اضطرابات هرمونية، لكن يُفضّل دومًا استشارة الطبيب في الحالات الخاصة.

إذا كان لديكِ سؤال آخر، تواصلي معنا و سنرد عليكِ بكل حب

رسالة ختامية

في ختام التحدي... هذه رسالتي لكِ

إلى كل امرأة شاركت في هذا التحدي،
إلى من قررت تقول "كفى" للتعب، للحرمان، للإحباط،
إلى من قالت "نعم" لصحة أفضل، لحياة أروع، ولنسخة أقوى من نفسها...

أنتِ بطلة!
نعم، أنتِ التي قاومتِ، التزمتِ، حاولتِ، وربما حتى أخفقتِ أحيانًا، لكنك واصلتِ!
وهذا وحده إنجاز يستحق الاحتفال

الصيام المتقطع ليس مجرد رجيم...
بل هو رسالة حب منكِ إلى جسمك.
هو وعد بالاهتمام، بالعناية، بالاستمرارية.

ولا تنسي:
كل يوم جديد هو فرصة جديدة.
والنجاح لا يأتي دفعة واحدة، بل خطوة... خطوة...
المهم هو أن لا تتوقفي!

أنا، كوتش نزهة، أؤمن بكِ، أراكِ قوية، مشرقة، مختلفة...
وأعدك أن هذه بداية فقط لما هو أعظم.
رحلتك معنا ما زالت مستمرة... ونحن معكِ دوما

إلى اللقاء في التحدي القادم،
ودائمًا... أنتِ تستحقين الأفضل!

مع كامل الحب والتقدير،
كوتش نزهة

#فخورين_بكِ

للتواصل معنا

نحن هنا لنرافقك في كل خطوة، لنسمعك، نوجهك، ونسندك.
إذا كان لديك أي سؤال، استفسار أو حتى لحظة مشاركة من رحلتك... لا تترددي!

راسلينا عبر واتساب:

[+212-762-168470]
(اضغطي مباشرة للتواصل معنا)

أو عبر البريد الإلكتروني:
contact@puracoach.com

تابعينا على صفحاتنا:

فيسبوك:

ناقص كيلو، ناقص مشكل

تحدي إنقاص الوزن للسيدات | Facebook

إنستغرام:

Pura Coach | transform your health (@puracoach) • Instagram profile

منصة Pura Coach – لصحة أنثوية بكل حب ورعاية

www.puracoach.com

جاهزين دائمًا لدعمك... فأنتِ لستِ وحدكِ!

شكرا لكم

شكرا لكم

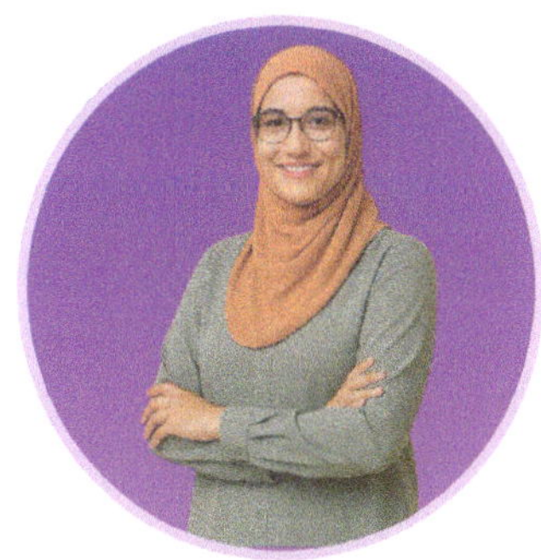

الكوتش نزهة المصدق

PURACOACH
TRANSFORM YOUR HEALTH